Kurzanleitung

Slow Sex – der Liebe lauschen

Was ist Slow Sex? Achtsamer Sex, bei dem jeder Moment maximal genossen wird

Weniger machen, mehr fühlen

... Und das Beste: Slow Sex lässt sich lernen! Es braucht ein wenig Übung, einiges muss gelernt werden, anderes verlernt. Viele Paare haben nach drei Monaten deutlich mehr und schöneren Sex als vorher!

Slow Sex ist eine Haltung, keine Technik. Es gibt keine Regeln, alles sind Vorschläge.

Sex, der...

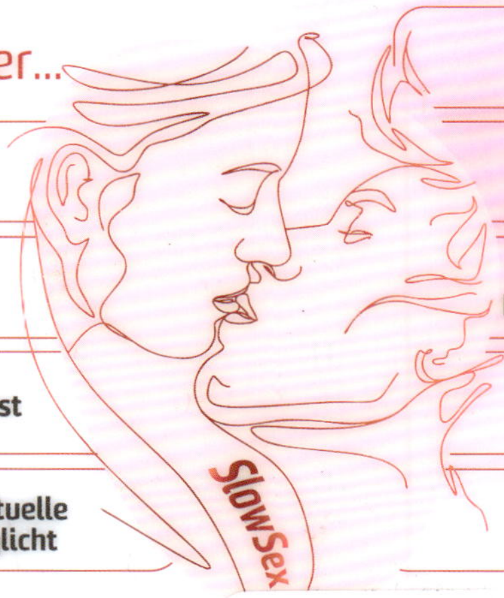

- Nähe schafft
- Verbindung kreiert
- leicht anzufangen ist
- tief nährt und spirituelle Erfahrungen ermöglicht
- schmelzen lässt
- entspannt ist
- keine Erregung braucht, um anzufangen
- das Stresslevel senkt
- keinen Druck hat, ein Ziel zu erreichen

Unterschiedlicher Sex für unterschiedliche Bedürfnisse

Geilheit
Lust
Spannung
Abenteuer

Orgasmusorientierter Sex

Nähe
Intimität
Verschmelzen
Verbindung

Slow Sex

Beim Essen ist es ganz selbstverständlic[...] unterschiedliche Wünsche. Genauso ist [...] Bedürfnisse wunderbar, andere eher ni[...] gibt dir mehr Möglichkeiten, deine Wünsche [...]

AF901337

Warum musst du Slow Sex üben?

Slow Sex ist etwas, was du nur über die Erfahrung lernst. Sex, ohne dass der Orgasmus das Ziel ist? Sex, ohne viel Erregung, der richtig gut ist? Das ist vermutlich so neu für dein Gehirn, dass du es dir nicht vorstellen kannst, auch wenn du 100 Bücher dazu liest. Alte Gewohnheiten sind wie fest im Gehirn verdrahtet, daher: üben, üben, üben! Durch Wiederholung entstehen neue Gewohnheiten und das Gehirn braucht dafür Zeit, wie ein Muskel, den du zu trainieren beginnst. Spaß macht es auch noch!

Die großen 4 Prinzipien von Slow Sex

Präsenz

Fokussiere deine Aufmerksamkeit ganz auf den Moment. Spiele mit Langsamkeit als Werkzeug, bis du den Moment mit allen Sinnen fühlen kannst. Nutze deinen Körper, um wahrzunehmen, was du genau in diesem Moment erlebst. Diese Achtsamkeit bringt dich immer wieder zum Jetzt.

Entspannung

Entspanne jeden nicht benötigten Muskel um z.B. die Position zu halten. Scanne immer wieder beim Sex den Körper und finde heraus, wo du noch einen Muskel entspannen kannst. In der weichen, bewussten Entspannung fühlst du mit allen Sinnen mehr!

Dem Genuss folgen

Lausche der Spur des Genusses und folge ihr sanft, statt mit viel Tun und Machen irgendetwas erreichen zu wollen. Warte auf einen Impuls aus deinem Körper, statt dem Kopf zuzuhören. Der Genuss liegt oft in den kleinen Dingen. Bleibe absichtslos, was Erregung und Orgasmus angeht.

Kein Ziel

Im Slow Sex zählt das, was du im Moment erlebst. Lass das Ziel weg, dann gibt es kein Scheitern mehr. Der Druck, etwas zu erreichen, fällt weg. Du musst es nicht "gut" machen. Du bist einfach du, so aufmerksam, präsent und achtsam wie jetzt gerade möglich. Du musst nirgendwo hinkommen oder etwas für dein Gegenüber erfüllen.
Das, was da ist, ist das Richtige.

Der Slow Sex-Test:

Kann ich jetzt aufhören und zufrieden sein?

...

Wenn nein, hattest du ein Ziel! Am besten öfter beim Sex den Test machen, gerade am Anfang!

Was braucht ihr?

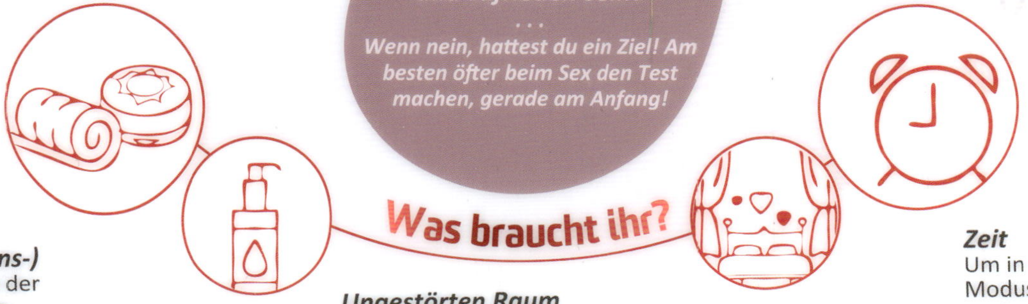

Festes (Meditations-) Kissen in Hüfthöhe der Frau für die Scherenstellung (Link auf der Rückseite). Am Besten mehrere Kissen [...] die bestmöglich[...] spannung. [...]v fest zusamm[...]llte Decken oder Handtücher.

Gleitmittel
pflanzliches Öl (z.B. Mandel, Kokos), wasser- oder silkonbasiertes Gleitmittel. Vorher testen und 10 Minuten warten!

Ungestörten Raum
Handys, Fernseher und Radio aus, Tür und Fenster zu und dafür sorgen, nicht von Kindern oder anderen Menschen gestört zu werden. Ruhige Hintergrundmusik kann die Umgebung ausblenden.

Offene Aufgaben wie Wäsche und Bücher weglegen oder abdecken.

Falls es wichtige Themen zu besprechen gibt, macht dafür einen Termin ab und legt sie anschließend gedanklich in einen Safe oder eine Schachtel.

Zeit
Um in den Slow Sex-Modus zu gelangen, nehmt euch genügend Zeit. Am besten jede Woche mindestens 1x 60 Minuten. Mehr Zeit vertieft die Erfahrung. Slow Sex-Quickies (super vorm Einschlafen oder als Mittagspause!) gerne zusätzlich.

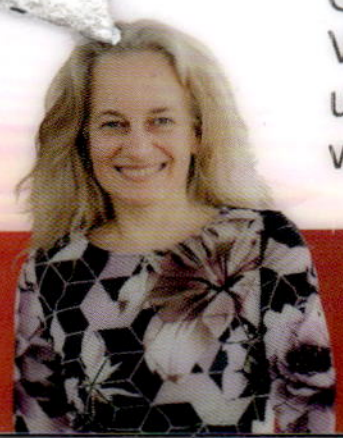

Yella Cremer

bekannt aus Internet und TV
mit mehr als 20 Jahren Erfahrung!

LOVEBASE
www.lovebase.com

Slow Sex – in Phasen

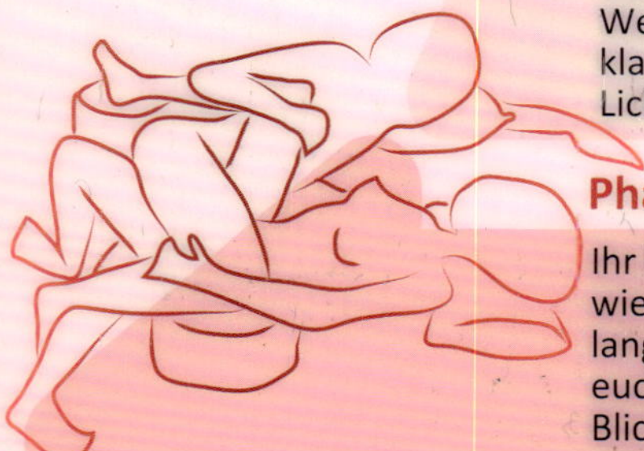

Phase 0 - Verabreden

Eine oft unterschätzte Phase! Verabredet euch für Slow Sex (oder körperliche Nähe, wenn Sex zu einschüchternd ist). Macht einen wichtigen Termin daraus, der klare Priorität hat. Legt konkret den Zeitpunkt und Ort fest und tragt ihn in den Kalender ein. Betrachtet (Slow) Sex wie ein liebes Hobby! Wenn es soweit ist, bereitet den Raum vor, sodass er klar, ruhig und einladend ist. Achtet auf angenehmes Licht und Temperatur.

Phase 1 - Aufwärmen

Emotional: Abwechselnd spricht jede Person 3 Wertschätzungen für die andere Person aus: kleine oder große Dinge, konkret, möglichst zeitnah.
Körperlich: Nackt zusammen ins Bett legen, zärtlich küssen, streicheln, Brüste, Vulva und Penis halten, sanft einölen, liebkosen. Ihr folgt dem Genuss, ohne die Absicht, Erregung zu kreieren! Wenn sie von allein entsteht, ist sie herzlich willkommen. Bleibt, gerade am Anfang, lieber niedrig auf der Erregungsskala.

Phase 2 Vereinigung

Bei der Vereinigung mit Penetration ist das erste Eindringen besonders bewusst und langsam, millimeterweise. Alternativ legt ihr die Genitalien aneinander. Macht es euch bequem mit Kissen und Decken, sodass ihr maximal entspannt sein könnt. Die Erektion darf kommen und gehen. Nutzt die unten genannten Werkzeuge. Die Scherenposition ist die klassische Position. Die weiche Penetration ohne Erektion ist möglich, mehr zu beidem im Link am Fuß der Seite.

Phase 3 - Ausklingen

Ihr hört genauso bewusst, wie ihr angefangen habt, wieder auf. Zählt z.B. von 1-3 und löst eure Körper langsam voneinander. Bedankt euch auf eine für euch passende Weise beieinander, z.B. mit einem Blick in die Augen, einem ***Danke***, einem gemeinsamen Atemzug. Sprecht mit etwas Abstand über eure Erfahrung mit der Frage ***was war neu und gut?*** Oft wirkt Slow Sex in den nächsten Tag oder sogar in die ganze Woche hinein!

Slow Sex ist eine sexuelle Meditation

Wenn du dich langweilst, hast du noch nicht genau genug gefühlt!

Slow Sex ist wie Kuscheln mit Einstöpseln

Eure Werkzeuge

Bewusste Erwartungen

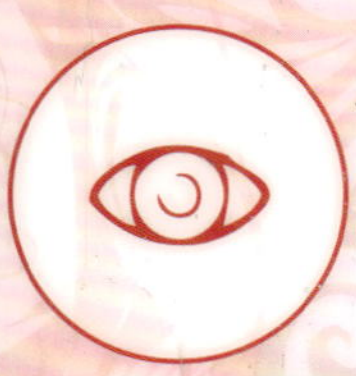

Passe deine Erwartungen an: Slow Sex ist super für Nähe, Verbindung und Sich-Genährt-Fühlen. Leidenschaftlicher Sex ist besser für Geilheit und die Jagd nach Orgasmen. Wenn du mit einem schnellen Auto die Autobahn fährst, kommst du schnell an. Auf einem Spaziergang kannst du die Gegend genießen. Unterschiedlicher Sex erfüllt unterschiedliche Wünsche und vieles ist schön!

Langsamkeit

Langsamkeit ist nicht das Ziel, sondern ein Werkzeug: Du wirst so langsam, dass du bewusst wahrnimmst, was du mit deinen Sinnen erlebst. Wie eine Zeitlupe im Sport: Die wichtigen Dinge genauer anschauen. Auch in totaler Bewegungslosigkeit fließen sexuelle Energie und Genuss!

Der Blick in die Seele

Schaut einander in die Augen, vor dem Sex, beim Sex und danach. Stelle den Blick weich, wie in die Ferne. Mache die Augen zum Tor der Seele.

Sinne wahrnehmen

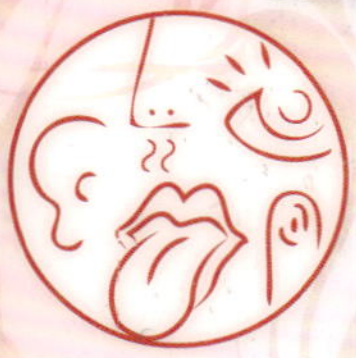

Scanne immer wieder alle Sinne: Sehen, Riechen, Schmecken, Hören, Fühlen. Nackt kuscheln befriedigt den Hauthunger. Achte auf Temperatur, Struktur, Farbe, Feuchtigkeit. Finde die Feinheiten.

Schütteln

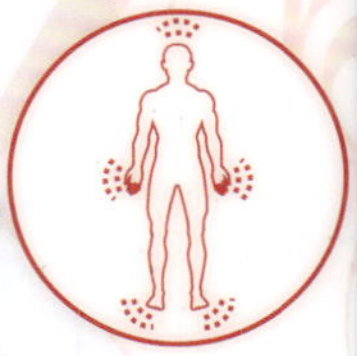

Bei Anspannung (mental oder körperlich) wirkt 3-5 Minuten Schütteln Wunder. Füße hüftbreit parallel auf den Boden stellen, Knie weich, Körper aufrecht, Arme hängen lassen, Handgelenke mitschütteln.
Tief atmen. Beginne mit einer Bewegung, als wolltest du auf und ab springen, ohne jedoch den Boden zu verlassen. Intensiviere oder verlangsame die Bewegung, so wie es sich gut für dich anfühlt. Nutze Musik!

Bewusst tiefer Atmen

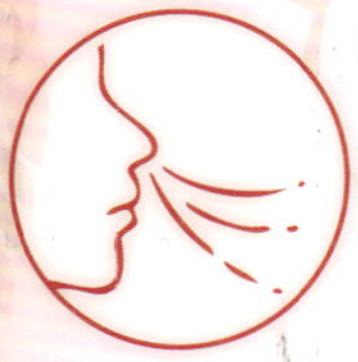

Das einfachste Werkzeug, um aus dem Kopf in die Präsenz zu kommen: Atme langsamer und tief bis in den Bauch, das beruhigt. Wenn das Kopfkino stört: Zähle die Atemzüge von 1-10, dann beginne von vorne. Sauerstoff versorgt die Nervenbahnen und die Wahrnehmung wird intensiver.

Erregungsskala nutzen

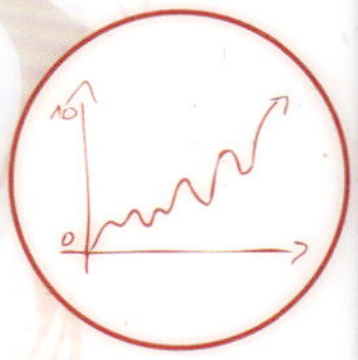

Lerne wahrzunehmen, wo du auf der Skala bist: 0 bedeutet keine Erregung, 10 Orgasmus. Absichtslos zu bleiben funktioniert häufig am Anfang besser, wenn du niedriger auf der Erregungsskala bist. Mit der Zeit kannst du höher gehen. Übe, die Erregung wieder niedriger werden zu lassen, wie auf einer Welle auf und ab zu surfen. Dadurch verteilt sich die Erregung im ganzen Körper.

Slow Sex lernen und üben

Slow Sex üben heißt sich bewusst Zeit zu nehmen, etwas Neues auszuprobieren. Sich zu verabreden mit einer klaren Intention. Eine gute Idee ist die Haltung des Forschens: Forschen erlaubt, dass du vorher noch nicht weißt, was du erlebst. Lernen bedeutet, Neues noch nicht perfekt zu können. Fehler machen ist ein gutes Zeichen: Dann hast du dich etwas getraut!

Ein möglicher Übungsplan

7x Slow Sex ohne Bewegung und Orgasmus, wie ein ***„stiller See“***
7x keinen Orgasmus im Sex haben – ***„Genuss neu finden“***
7x Stufe 0-3 auf der Erregungsskala – ***„Entspannt lauwarm“***
7x Surfen von 0-5 auf der Erregungsskala – ***„Wellenreiten lernen“***

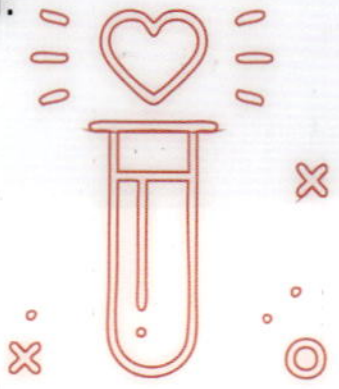

Wie sollen wir üben?

Es ist sinnvoll, bewusst radikal Gewohnheiten auszuschalten und z.B. ohne Bewegung ineinander zu ruhen, keinen Orgasmus zu haben oder 120 Minuten statt 20 Minuten Sex zu haben. Werdet zusammen ein Team darin, mit Spaß euren Komfortbereich und die Genusszone beim Lernen zu erweitern. Wenn es nicht so einfach ist: Macht kleine Schritte und nutzt z.B. die Zeit nach heißem Sex, um ganz entspannt ineinander liegen zu bleiben. Nutzt Abende, an denen ihr zu müde für großes Feuerwerk seid, zum entspannten Einstöpseln. Eine andere Strategie ist, mit 20 Minuten Slow Sex zu starten und dann heißer werden. Trefft klare Absprachen **vor** dem Sex!

Win-Win als Team!

Scheren-Positon

Video Schütteln

Slow Sex Zubehör

Slow Sex ausführlich lernen:
Liebe Lauschen
www.LiebeLauschen.de
Der Onlinekurs für Paare

Powered by Love

12,80€
9 783982 085098